Coizervar la ...

352

QUELQUES
CONSIDÉRATIONS
SUR
LA FIÈVRE TYPHOÏDE

PAR

Le Docteur ARTAUD, de Gondrin

> La création de la fièvre typhoïde, telle qu'elle est décrite par MM. Louis, Chomel, Bouillaud et leurs adeptes, est une entité chimérique, qui ne tend qu'à fourvoyer les médecins et à compromettre les jours des malades. On commence à protester de toute part contre cette création imaginaire, et le jour viendra bientôt où l'on fera pleine justice de cette monstruosité pathologique.
>
> (*Le Professeur* Fuster, de Montpellier).

CONDOM

IMPRIMERIE DE P. BOUSQUET, RUE DES ARMURIERS

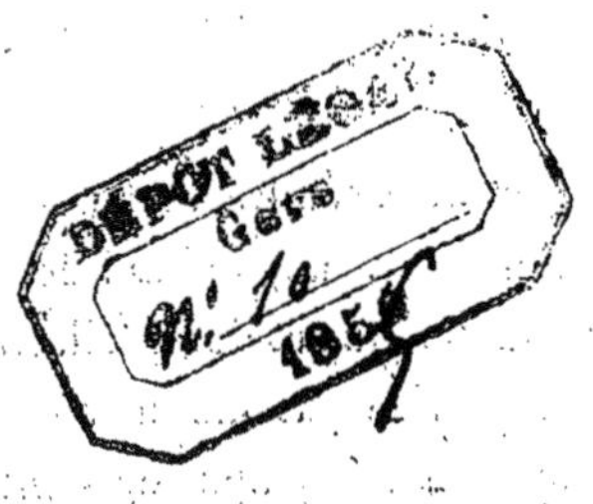

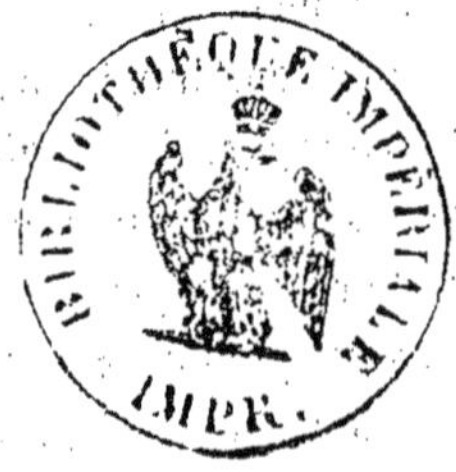

J'entends dire souvent que la médecine n'est point une science, et pour tenir un pareil langage, on s'appuie sur les variations décisives qu'elle semble subir et sur l'entente peu cordiale des médecins.

La première accusation est tout à fait injuste. Depuis plus de deux mille ans la médecine est constituée dans ses dogmes fondamentaux; ses principes sont d'une vérité incontestable; tant pis si les conséquences qu'on en tire ne sont pas ce qu'elles devraient être. Cela prouve, ou que les hommes qui la cultivent ne sont pas à la hauteur de ces principes, ou mieux un désir évident de paraître original au mépris de la vérité.

En général tous les systèmes ont pour fondement une vérité d'un ordre secondaire élevée à la hauteur d'un principe général. Or cette vérité n'embrassant pas l'universalité des faits, il s'en suit que la science pèche par la base et reste incomplète. Un exemple me fera mieux comprendre. La médecine moderne a cru pouvoir réunir sous un même type toutes les fièvres graves des anciens, et elle appelle cette entité morbide *fièvre typhoïde.* Cette manière de voir se trouvera pleinement justifiée, si les faits rigoureusement observés viennent la sanctionner. Or de toute part foisonnent des preuves du contraire, et je n'aurai tout-à-l'heure que l'embarras du choix.

1855

Mais, me demandera-t-on, quels sont donc les principes qui constituent la médecine à l'état de science ?..... Y en aura-t-il même jamais ?

Avant de répondre à ces questions je ferai observer que l'on confond communément aujourd'hui les phénomènes de l'ordre physique avec ceux du biotique et de l'intellectuel, et par suite les causes qui les engendrent. Une pareille manière de voir est entièrement erronée; en effet les causes physiques agissent toujours d'après une constante invariable; les causes métaphysiques au contraire sont *autonomes*, c'est-à-dire qu'elles agissent d'après des lois qui leur sont propres. Cette différence d'action établit, pour me servir de l'expression heureuse du professeur Lordat, un *fossé* infranchissable entre les sciences physiques et les sciences métaphysiques. Le frottement d'un bâton de verre développera toujours de l'électricité vitrée; un courant d'air froid au contraire, quand le corps est en sueur, pourra produire une maladie ou ne pas la produire, suivant les dispositions de la vitalité; et qu'on vienne parler ensuite de positivisme en médecine ! S'il en était ainsi, cette science se trouverait livrée à un aveugle empirisme.

Les principes qui constituent la médecine à l'état de science sont très nombreux; mais il y en a un qui les résume tous et qui en forme pour ainsi dire le couronnement, ce principe est le suivant : *les phénomènes de nature différente ne peuvent reconnaître la même cause efficiente.*

Lorsqu'on étudie l'homme sans idée préconçue, et à l'aide de la méthode inductive, on ne tarde pas à s'apercevoir qu'il se passe en lui trois ordres de phénomènes de nature opposée, savoir : des phénomènes physiques, tels que la forme, l'étendue, la divisibilité, etc.; des phénomènes qui ne se remarquent que dans les êtres organisés vivants, tels que la digestion, la circulation, les sécrétions, etc., et enfin des phénomènes d'un ordre bien plus élevé, tels que la sensation, la perception, la comparaison, etc., etc... Or, ces trois ordres de faits parfaitement distincts par leur nature reconnaissent aussi trois causes différentes. Aux premiers se rapportent toutes les causes physiques: l'attraction, l'affinité, etc.; la cause qui engendre les seconds a été diversement dénommée. Hippocrate l'appelait *nature*; Vanhelmont, *archée;* Barthez, *principe vital;* nous l'appellerons avec M. Lordat et l'école de Montpellier *force vitale.* Le dernier ordre de phénomènes est produit par une cause bien supérieure à la force vitale; je veux parler du sens intime de l'âme. La force vitale, en effet, agit automatiquement, sans avoir conscience de ses actes; tandis que l'âme agit librement et avec une connaissance entière de ce qu'elle fait. Cette distinction est assez tranchée pour qu'on ne m'accuse pas de confondre ces deux causes.

La logique rigoureuse des faits force donc à reconnaître dans l'homme trois espèces de causes : l'une purement physique étudiée par l'anatomiste, le physicien, le chimiste, etc.; l'autre vitale, tous les jours diversement interprétée par les physiologistes; et enfin la dernière de nature intellectuelle et morale fait la base de la philosophie. Toutes ces causes, par des circonstances particulières, peuvent éprouver des modifications spéciales, et par suite donner naissance à des faits nouveaux. Or la médecine, qui a pour objet la connaissance de la nature de l'homme, n'a pas seulement pour mission de l'étudier dans son état hygide; mais bien aussi dans son état pathologique. Vaste étude ! Science immense, à laquelle il a fallu pour se constituer l'expérience des siècles et le génie des médecins de tous les temps !

L'étude de la force vitale doit être plus particulièrement le but constant du médecin. Il doit l'étudier dans ses facultés et dans les lois qui les dirigent. Le professeur Lordat, dans un magnifique travail, a réduit toutes les facultés de la force vitale à 16 ; en élargissant un peu plus le cadre synthétique, on peut les réduire à 3, savoir : *la sensibilité, la motilité* et *la plasticité*. Ces trois facultés réunies dans un tout harmonique fondent l'unité de l'homme vivant.

La seconde accusation n'est malheureusement que trop vraie. La médecine est une science métaphysique, et à ce titre elle exige, pour être bien comprise, le concours de l'imagination et de la raison, comme l'a dit Zimmermann. Or il y a peu d'hommes assez bien organisés pour une pareille étude. Cependant chaque médecin croit posséder le monopole de la science, et rougirait d'être dépassé par son confrère. De là des disputes, des erreurs impardonnables, où trop souvent le malade paie de sa vie l'amour-propre du médecin..... Pour celui qui connaît le cœur humain, toutes ces misères ne doivent pas étonner; mais la médecine en est-elle responsable ?.........

QUELQUES CONSIDÉRATIONS

SUR LA FIÈVRE TYPHOIDE.

> La création de la fièvre typhoïde, telle qu'elle est décrite par MM. Louis, Chomel, Bouillaud et leurs adeptes, est une entité chimérique, qui ne tend qu'à fourvoyer les médecins et à compromettre les jours des malades. On commence à protester de toute part contre cette création imaginaire, et le jour viendra bientôt où l'on fera pleine justice de cette monstruosité pathologique.
>
> (*Le Professeur* FUSTER).

Etrange aberration de l'esprit de système ! Il y a 30 ans à peine les médecins d'une certaine école ne voulaient reconnaître aucune espèce de fièvre. Broussais et ses adeptes avaient fait table rase des pyrexies pour n'admettre qu'un état morbide toujours le même, la *gastro-entérite*. Aujourd'hui les choses ont bien changé de face; de la gastro-entérite il n'en est plus question. Cette *entité* morbide a fait naufrage avec les idées de l'école physiologique, et c'est à peine si quelques médecins attardés osent encore prononcer son nom... En revanche, les fièvres ont repris droit de domicile dans le cadre nosologique. Mais quelles fièvres! Oubliant les saines traditions du passé, certains observateurs, hommes de savoir sans doute, ont cru pouvoir réunir toutes les fièvres graves sous un type commun, qu'ils décorent du nom de *fièvre typhoïde*. Avec la rapidité de l'éclair, ce nom s'est répandu dans les villes et les campagnes; il a couru de bouche en bouche; on se le dit avec effroi, et le moindre paysan tremble en l'entendant prononcer par son médecin.

Il est du devoir de tout médecin consciencieux de démasquer l'erreur, de détruire tout préjugé pouvant porter atteinte à la vie des malades, et de rétablir le vrai sur sa base véritable. Or mon but, en publiant cet opuscule, est de prouver: 1° que la fièvre typhoïde est tellement rare dans ce pays, que le médecin n'a presque jamais l'occasion de l'observer; 2° que l'on confond mal à propos, et au détriment du malade, les fièvres graves des anciens avec la fièvre typhoïde. Si de ce travail, fait en conscience, sinon avec talent, il en résulte quelque bien, j'aurai rendu un vrai service aux malades de ce pays.

Pour procéder avec méthode, je décrirai rapidement dans un premier chapitre la fièvre typhoïde ; dans un second chapitre, je dirai quelques mots des fièvres graves avec lesquelles la fièvre typhoïde a été confondue.

Ier CHAPITRE.

DE LA FIÈVRE TYPHOIDE.

La fièvre typhoïde est une fièvre essentielle, engendrée par des causes spéciales, offrant des symptômes, des périodes et des lésions organiques qui n'appartiennent qu'à elle, n'attaquant jamais qu'une fois le même individu, et exigeant un traitement particulier.

1° L'essentialité des fièvres est une question médicale qui a été diversement interprétée, suivant la tendance des idées doctrinales des médecins qui s'en sont occupés. Les anciens, plus préoccupés de l'état général des maladies que de l'état local, avaient grossi outre-mesure la liste des fièvres essentielles. Par contre, les médecins modernes, entièrement absorbés par les lésions d'organes, ont fait une guerre acharnée à ce qu'ils appellent les *vieilleries* de l'ancienne école. On connaît les sarcasmes de Broussais et de ses élèves à l'endroit des fièvres essentielles. L'école anatomique n'a guère été plus tolérante. Cependant avec un peu plus de bonne volonté et une étude plus approfondie de la question, il aurait été facile de s'entendre.

Il est sûr que l'essentialité considérée dans le sens absolu du mot, et telle qu'on la comprend en philosophie, est un attribut qui ne convient qu'à Dieu. Mais ce n'est pas de cette essentialité qu'on entend parler en médecine, comme au reste dans toutes les sciences. Il suffit qu'un phénomène n'ait pas pour générateur un phénomène du même ordre pour qu'il soit dit essentiel. Or une pareille essentialité est tout à fait relative, et ne préjuge rien sur les progrès, avenir de la médecine. Cette façon d'agir me paraît bien plus logique que celle qui prétend avoir découvert un *substratum* vrai ou supposé à tous les actes morbides. C'est ainsi qu'on a pu dire que les fièvres inflammatoires, bilieuses, adynamiques, etc., étaient des fièvres essentielles, sans déroger aux lois de la saine observation. La fièvre typhoïde se trouvera placée dans la même catégorie, si aucun fait matériel ne paraît l'engendrer.

1° La fièvre typhoïde n'a pas sa raison d'être dans une lésion des solides. Pour qu'il en fut ainsi, il faudrait que cette lésion : 1° existât constamment dans tous les cas; 2° qu'elle précédât les autres symptômes; 3° qu'elle fut en raison directe de la gravité de la maladie.

Des observations recueillies par des hommes d'un grand talent prouvent d'une manière incontestable que la fièvre typhoïde peut exister sans lésions d'organe. Le professeur Andral rapporte des faits *dans sa clinique* où il fut impossible de rien découvrir à l'autopsie. Au témoignage déjà si imposant de ce professeur je pourrais ajouter ceux de MM. Caizergues, Chomel, Martinet, Lombard de Genève, etc., etc. J'ai vu un cas pareil à l'hôpital St-Eloi de Montpellier, dans le service de M. Borrely, en 1848. Le militaire qui faisait le sujet de cette observation était évidemment mort de fièvre typhoïde. Je sais que M. Louis soutiendra que dans tous ces cas il n'y avait pas de fièvre typhoïde; mais cette objection est sans valeur. Etrange fièvre, qui ne pourrait être reconnue qu'à l'autopsie !

En 1846 un militaire entra dans les salles de clinique de l'hôpital St-Eloi. Tous les symptômes qu'il présentait indiquaient évidemment une fièvre typhoïde. Il mourût 4 jours après son entrée; et à l'autopsie il fut impossible de découvrir dans l'intestin d'autres lésions qu'une légère rougeur de la muqueuse. Dans ce cas la lésion caractéristique de la fièvre typhoïde n'avait point précédé les autres symptômes.

Il n'y a pas toujours corrélation entre la lésion organique et la gravité des symptômes. Les deux faits suivants recueillis par M. Combal, professeur agrégé, le démontrent surabondamment. Un militaire couché au n° 32 de la salle St-Lazare succomba le 20e jour de sa maladie (fièvre typhoïde). A l'autopsie il fut impossible de découvrir plus de 3 ou 4 plaques de Peyer, légèrement ramollies à leur surface, bien que les symptômes n'eussent pas cessé d'être bien graves depuis l'invasion..... En 1846 un autre militaire, couché au n° 5 de la salle St-Barthélemy, présentait tous les symptômes d'une fièvre typhoïde légère. Il se levait et pouvait promener dans les salles. Le 13e jour de sa maladie, des douleurs abdominales très vives se font sentir, et 3 jours après il meurt. A l'autopsie on constata plus de 20 plaques de Peyer fortement ulcérées.

La fièvre typhoïde n'a pas son point de départ dans une lésion des liquides. Certains humoristes modernes, acceptant les idées de Stoll, ont cru que la bile était la cause de la fièvre typhoïde. M. de Larroque, dans son mémoire sur cette fièvre, a cherché à prouver que l'absortion de la bile durant son trajet le long de l'intestin, viciait le sang et amenait par suite la fièvre typhoïde. Cette manière de voir se trouverait pleinement justifiée, si elle se trouvait d'accord avec les faits; mais il y a peu de médecins qui n'aient vu des fièvres typhoïdes sans la moindre trace de bile. Je sais que très souvent, surtout pendant l'été, l'élément bilieux s'associe à cette fièvre; mais ce fait n'est pas constant. Les anciens pensaient que dans les fièvres *malignes* il y avait toujours altération du sang; mais ils avaient soin de considérer cette dernière comme un symptôme. Quelques hématologues modernes ont cru pouvoir rattacher l'existence de la fièvre typhoïde à la difibrination du sang. M. Andral, sans contredit le plus grand hématologue moderne, ne paraît cependant pas donner à ce signe plus d'importance qu'il n'en mérite; il rattache toutes ces lésions à une cause bien supérieure......

Pour nous résumer, nous dirons donc que la fièvre typhoïde n'est pas une réaction ni un symptôme. Elle est *dynamique* à son début, et par conséquent *essentielle*.

2° L'étiologie de la fièvre typhoïde me paraît devoir être étudiée : 1° dans la prédisposition; 2° dans les conditions qui entourent l'individu; 3° dans la cause essentielle.

La prédisposition considérée d'une manière générale est l'aptitude originelle, native, primitive, antérieure à toute espèce de cause, (prédisposition); condition indispensable, jamais absolue, toujours relative, non seulement à elle-même, mais encore aux individus, selon les circonstances où ils se trouvent.

La prédisposition ne peut jamais être reconnue avant l'éclosion de la maladie. Aussi est-elle d'un faible secours pour l'étude de l'étiologie. L'expérience a seulement appris que la prédisposition à contracter la fièvre typhoïde n'est pas aussi générale que dans bien d'autres maladies: la petite vérole, par exemple, à laquelle plus des 3/4 des individus se trouvent prédisposés.

Les conditions qui favorisent le développement de la fièvre typhoïde peuvent tenir au sujet lui-même ou au milieu dans lequel il vit. 1° L'âge paraît favoriser la prédisposition morbide. A peu près tous les observateurs, parmi lesquels je citerai MM. Chomel, Louis, etc., ont constaté que l'époque de 20 à 30 ans est la plus propice pour le développement de cette fièvre. Cependant, il faut le dire, cette manière de voir n'est point absolue, puisqu'on a vu la fièvre typhoïde attaquer les enfants en bas âge et des vieillards âgés de plus de 70 ans.... Le tempérament et la constitution jouent aussi un certain rôle. On a remarqué que la fièvre typhoïde attaquait de préférence les individus gras, robustes, et dont la fibre est repue, pour me servir de l'expression du professeur Trousseau. Pendant mes études médicales j'ai pu observer que les individus faibles étaient aussi frappés; mais je dois le dire, dans ces cas la gravité de la maladie était en général bien moindre.. 2° Le milieu exerce une action incontestable sur les individus, et par suite amène des modifications importantes. A la vérité, il agit lentement et sans secousse; mais les coups qu'il porte à la vitalité n'en sont que plus terribles et plus redoutables. Qu'on se figure un jeune homme arraché violemment à ses habitudes, au pays qu'il habite depuis son enfance, au genre d'alimentation et de travail qui lui étaient familiers, pour apprendre, sans transition aucune, le métier de soldat, et l'on comprendra combien doivent être grandes chez ce jeune homme les secousses imprimées à la force de vie, et par suite les perturbations profondes qui en découlent. Les ouvriers qui quittent la province pour aller dans Paris ou dans toute autre grande ville, se trouvent placés encore dans les mêmes conditions.

Mais toutes les causes que nous venons de signaler seraient impuissantes à produire la fièvre typhoïde, n'était la présence de la cause essentielle, qui est le développement d'un miasme. La plupart des auteurs qui se sont occupés de cette fièvre ont oublié ce point principal de son histoire. C'est cependant cette cause essentielle, qui fait de la fièvre typhoïde une individualité, au même titre que la peste, le choléra, les fièvres erruptives, etc. Elle ne se montre presque jamais dans nos campagnes, précisément parce que la cause essentielle trouve rarement le moyen de s'y former; c'est dans les casernes, les hôpitaux, les collèges, etc., etc., dans les lieux enfin où un grand nombre d'individus se trouvent réunis, qu'apparaît aussi le miasme typhoïdien.

Un mot sur la contagion de la fièvre typhoïde. Admise par certains médecins, niée par d'autres, la question reste encore en litige. Cette divergence d'opinion me paraît tenir à l'idée fausse que l'on a de la contagion. Les médecins qui la considèrent comme un élément absolu invariablement lié à telle ou telle maladie sont évidemment dans l'erreur. La contagion doit être au contraire considérée comme un caractère accidentel et relatif, pouvant se joindre à plusieurs maladies habituellement non contagieuses, comme aussi pouvant manquer dans celles qui le sont le plus. A ce titre la fièvre typhoïde n'est pas essentiellement contagieuse; mais par le concours de certaines circonstances, tant générales qu'individuelles, et fort difficiles à déterminer, elle peut le devenir au point de revêtir à la fois le double caractère épidémique et contagieux.

3°. Les symptômes de la fièvre typhoïde, malgré leur nombre et leur variété, peuvent être groupés de manière à former des périodes assez tranchées. Durant certaines épidémies, alors que la maladie se dessine avec des couleurs franches, ces périodes sont faciles à étudier; mais dans d'autres cas aussi leur présence est si peu marquée, qu'il faut une grande habileté au médecin pour les reconnaître. En 1847, je fus témoin d'une épidémie de fièvres typhoïdes à l'hôpital St-Eloi; les périodes y furent si peu dessinées que je ne pus les étudier que sur trois sujets. Voici une de ces observations recueillie par M. Combal, agrégé, qui servira d'introduction à l'histoire des symptômes de cette fièvre.

« R. (Jean), soldat au 2e régiment du génie, âgé de 21 ans, entre à l'hôpital St-Eloi le 12 août 1847 (salle St-Charles, n° 8.)

Ce militaire, d'un tempérament bilioso-sanguin et d'une bonne constitution, est né aux environs de Metz, où il exerçait la profession de terrassier. Il est incorporé depuis un mois et demi, et raconte qu'il n'a jamais été malade ; mais que le 8 du courant, après un exercice fatigant il a transpiré abondamment et sans précaution aucune, il s'est allégé et exposé à la fraîcheur. Dans la soirée du même jour, il a ressenti des frissons et du malaise, et il a passé une nuit dans l'agitation et sans sommeil. Le lendemain, il veut continuer son service, mais la faiblesse qu'il ressent l'en empêche; on le conduit à l'infirmerie, où il reste pendant 3 jours sans subir de médication particulière; le 4e jour il est transporté à l'hôpital et on constate l'état suivant :

12 Août. — 4e jour. Décubitus dorsal, lassitude très grande avec chaleur; quelquefois en se soulevant sur son lit, le malade tombe en syncope. Chaleur sèche et âcre de la peau; fréquence, dureté et inégalité du pouls; céphalalgie sus-orbitaire; lorsque le malade se soulève il voit tourner les objets autour de lui; dans la matinée il s'est écoulé quelques gouttes de sang par le nez; la langue est rouge, sèche et un peu blanche à la base; perte complète d'appétit; légère tension et douleur à l'épigastre sans nausée. La chaleur de l'abdomen est grande, et la région iliaque est sensible à la pression; constipation depuis 3 jours; ce militaire répond exactement aux questions qu'on lui adresse, mais il faut l'exciter pour le faire parler. L'auscultation de la poitrine fait entendre en arrière quelques râles bronchiques, mais on ne constate aucun bruit en avant. (20 sangsues à l'épigastre; diète, limonade, cataplasmes émollients aux pieds).

13 Août. — 5e jour. Insomnie pendant la nuit, agitation; parfois un peu de délire; une selle un peu abondante. Dans la matinée sueurs; il y a un peu de météorisme dans l'abdomen et du gargouillement dans la fosse iliaque droite. Le pouls est très fréquent et vite. (Crèmes de riz; limonade, cataplasmes émollients aux pieds, fomentations émollientes sur le ventre).

14 Août. — 6e jour. Les symptômes n'ont pas changé de caractère, l'agitation de la nuit a été la même, deux selles liquides. (Mêmes prescriptions).

15 Août. — 7e jour. La torpeur des facultés intellectuelles est très prononcée, et la faiblesse est très grande. Le malade en voulant aller sur la chaise, tombe; on est obligé de le relever; le pouls est très fréquent; narines pulvélurentes; le malade repose sur le ventre; soif intense; langue visqueuse; le sujet semble insensible à toutes les impressions; on ne le fait répondre qu'en lui imprimant de fortes secousses. Il retombe bientôt dans son état de repos. Cet état semble exister pendant le jour seulement; car pendant la nuit il y a une irritation cérébrale assez marquée. (10 sangsues derrière les oreilles, cataplasmes aux pieds; fomentations émollientes sur l'abdomen; limonade).

16 Août. — 8e jour. 3 ou 4 taches rosées lenticulaires sur l'abdomen; 4 selles dans la nuit; râles sibilants en avant du poumon; excitation cérébrale. (Nouvelle application de 10 sangsues derrière les oreilles; les autres prescriptions sont continuées).

17 Août. — 9e jour. Sudamina autour du cou et sur l'abdomen; les taches rosées sont plus nombreuses, le gargouillement de la fosse iliaque est très marqué; 8 selles dans la nuit et le jour. (Vésicatoire aux cuisses ; décoction blanche; demi-lavement avec la décoction de graine de lin et d'une tête de pavot).

18 Août. — 10e jour. Mêmes symptômes ; délire dans la soirée; l'urine est rare; la chaleur de la peau est toujours âcre et mordicante; toux avec expectoration de crachats muqueux; le ventre paraît plus souple, les taches rosées se propagent vers la poitrine; 3 selles. (Mêmes prescriptions).

19 et 20 août. — 11e et 12e jours. Même état. (Mêmes prescriptions).

21 Août. — 13e jour. Sueurs abondantes; pouls dilaté et un peu ondoyant; la langue s'humecte; ses mouvements difficiles jusqu'alors deviennent plus libres; le malade la tire hors de la bouche; l'assoupissement paraît moindre; mais la toux a augmenté, les crachats continuent à être muqueux; râles sibilants dans tous les points de la poitrine; 2 selles. (Vésicatoire au bras gauche).

22 et 23 août. — 14 et 15e jours. Même état. (Crèmes de riz alternées avec du bouillon maigre; décoction blanche.

24 Août. — 16e jour. Le délire qui avait disparu les 2 jours précédents, se reproduit; il est annoncé précisément par le défaut de liaison qui existe entre les réponses et la véritable position; ainsi quand on lui demande des nouvelles de sa santé, il dit qu'il va très bien, quoique tout annonce le contraire; météorisme; 4 selles dans la soirée; le pouls est inégal et très vite. (On promène des cataplasmes sinapisés. Les autres prescriptions sont continuées):

25 et 26 Août. — 17 et 18e jours. La langue est très humectée, sueurs abondantes, le pouls se régularise, et l'expression d'indifférence que présente la physionomie semble diminuer; 2 selles; on remarque une eschare à la surface du vésicatoire. (Bouillon et crèmes de riz).

27 Août. — 20e jour. Amélioration sensible manifestée par la force et la régularité du pouls, humidité de la langue, la diminution des selles et la sueur. (Bouillon et un peu de vin).

A compter de ce jour, l'état du malade devient de plus en plus satisfaisant; et la convalescence s'établit le 29 août. (22e jour de la maladie). Ce militaire dont on surveille attentivement le régime pendant quelque temps, sort de l'hôpital le 18 septembre dans un état très satisfaisant.

L'observation que je viens de donner résume assez bien la symptomatologie de la fièvre typhoïde, qui peut être divisée en 3 périodes, savoir : 1° une période fluxionnaire ou d'irritation; 2° une période d'ataxie; 3° une période d'adynamie ou de dissolution :

1° Le début de la période fluxionnaire se caractérise par des frissons, du malaise, alternant avec des bouffées de chaleur; par des lassitudes dans les membres, un brisement général, et un affaiblissement tellement grand que les malades peuvent à peine faire quelques pas, ont des syncopes, ou chancellent comme des individus ivres. Tous les auteurs signalent l'affaiblissement comme un symptôme constant; M. Louis l'attribue à la lésion de l'intestin; mais il est plus qu'évident, d'après ce que nous avons dit, que le sentiment de faiblesse est antérieur à toute lésion locale. Ce symptôme est dû évidemment à une lésion des forces, causée par l'intoxication miasmatique. Avec la débilité coexiste presque toujours une céphalalgie extrêmement vive, variable par son siège. Le plus souvent elle occupe la région frontale, mais quelquefois elle s'étend à toute la tête. En même temps le facies du malade offre presque toujours une expression d'indifférence ou d'hébétude caractéristique ; il y a de la fixité dans le regard, de l'immobilité dans les traits et une physionomie sans expression. Chez quelques malades on remarque une extrême volubilité dans la parole; chez d'autres l'intelligence est obtuse, les réponses lentes, pénibles, et les idées sans liaison. Tous ces symptômes, comme on le voit, annoncent une lésion profonde du système nerveux. En même temps s'établissent des mouvements fluxionnaires qui se traduisent aux yeux du médecin par une irritation générale ou par la lésion de tel ou tel organe.

Quand l'irritation est générale elle se manifeste par une chaleur forte et mordicante de tout le corps, une turgescence sanguine de la peau et un pouls fréquent, large et résistant. Quand elle est locale elle se fixe sur les organes les plus essentiels à la vie, tels que le cerveau, le poumon et le tube digestif. C'est à cette époque que l'on voit apparaître le gargouillement dans la fosse iliaque droite, la diarrhée, les douleurs abdominales, les divers râles du poumon, le côma, le délire cômateux, le tintement d'oreille, etc. Chez certains malades, la langue est rouge sur les bords et couverte au milieu d'une matière saburrale; chez d'autres, elle est très rouge avec une soif des plus ardentes.

Il y a souvent dans cette période des épistaxis. Ces hémorrhagies ne sont pas toujours critiques. Quand elles sont abondantes, elles concourent à diminuer la congestion cérébrale; quand au contraire on n'aperçoit que quelques gouttes de sang, on peut être sûr que l'hémorrhagie ne fait qu'ajouter à la gravité du mal. En outre les malades ont de l'appétence pour les boissons froides et acides; le ventre est généralement tendu et les urines sont tantôt troubles et tantôt limpides.

Vers le 7e ou le 8e jour apparaissent quelques taches rosées, lenticulaires sur l'abdomen; plus tard sur la partie antérieure de la poitrine; elles envahissent quelquefois les membres et même la face. La quantité de ces taches, chez un grand nombre de sujets, coïncide avec la bénignité de la fièvre typhoïde. Leur apparition est à peu près constante, et on doit les prendre en grande considération puisqu'elles ne se montrent presque jamais dans les autres maladies aiguës.

2° Dans la deuxième période la physionomie de l'affection a changé; à l'irritation qui dominait dans la première période succède le désordre du système nerveux. Les malades se disent bien pendant qu'ils sont dans le plus grand danger. Il y a du tremblement dans les membres, des soubresauts dans les tendons, un délire intense; le malade s'agite, crie sans motif; on est obligé souvent de lui mettre la chemise de force; la peau est mordicante au toucher, la langue est très sèche, comme rôtie, et les mouvements en sont gênés; elle est recouverte d'un enduit noirâtre, enduit qui tapisse aussi les gencives et qui provient de la salive desséchée; la diarrhée devient plus fréquente et contient quelquefois du sang, qui paraît être le résultat d'une hémorrhagie intestinale. L'abdomen se météorise; les urines deviennent rares, et les congestions pulmonaires se caractérisent de plus en plus. Malgré ce dernier symptôme le malade ne tousse presque jamais, et ce n'est qu'à l'aide de l'auscultation que l'on peut découvrir la lésion des poumons et des bronches. En outre les forces diminuent de plus en plus; les narines deviennent pulvérulentes; la déglutition des liquides se fait avec difficulté; des congestions secondaires se font vers le cerveau; les plaies des vésicatoires tendent vers la gangrène; le pouls devient mou, petit, dépressible et parfois inégal. Tout enfin annonce une tendance vers le dépérissement des forces.

Si à cette époque les phénomènes morbides diminuent peu à peu d'intensité; si la langue s'humecte et se dépouille; si les matières noires qui couvrent les lèvres et les dents se dissipent; si les forces se relèvent; si les soubresauts deviennent plus rares et moins forts; si la physionomie se recompose; si une sueur douce se manifeste; si enfin des parotides se déclarent, on peut espérer une terminaison heureuse. Cependant il faut encore dans ces cas être très réservés pour le pronostic. Souvent on voit des malades chez lesquels tous ces signes se présentent et qui n'en meurent pas moins, emportés le plus souvent par une péritonite, suite d'une perforation intestinale.

3° Lorsqu'on ne voit apparaître aucun signe favorable la troisième période s'établit. Dans ces cas les malades perdent entièrement leurs forces; la stupeur augmente; les sujets tombent dans un état cômateux, mêlé d'un délire sourd avec mussitation; la langue est sèche, noire, fendillée, comme rôtie et tremblotante. L'haleine est fétide; les muscles de la face sont pris de mouvements convulsifs; le ventre est considérablement météorisé; les matières alvines dégagent une odeur insupportable, et s'échappent à l'insçu du malade; le *nexus* vital du sang, pour me servir de l'expression de Bordeu, disparaît entièrement. Aussi y a-t-il des hémorrhagies quelquefois très alarmantes. La retention d'urine est si grande, qu'il faut avoir recours au cathétérisme; la respiration devient de plus en plus gênée, elle est stertoreuse, enfin, si la terminaison fatale approche; la prostration des forces devient extrême; les malades glissent vers l'extrémité inférieure du lit, les jambes inégalement écartées; la peau se couvre d'une sueur froide et visqueuse; le pouls devient petit, vite, intermittent; la face se décompose, et la mort survient.

La fièvre typhoïde ne se présente pas toujours aux yeux du médecin dégagée de toute complication; fort souvent, dans notre pays surtout, elle se trouve liée à d'autres élémens morbides, qui en obscurcissent la physionomie. Quelquefois aussi, par suite de certaines fluxions, il se forme des inflammations des organes les plus essentiels à la vie. En général on a rarement, dans nos contrées, l'occasion d'observer l'association de l'élément inflammatoire avec la fièvre typhoïde; dans le nord il n'en est pas ainsi, aussi la méthode antiphlogistique est-elle en grand honneur. Chez nous on a surtout à faire à l'élément bilieux et à l'élément rémittent. Quelques fièvres typhoïdes, que j'ai eu l'occasion de voir à Montpellier, se trouvaient associées à ces deux élémens; l'affection principale était alors entièrement masquée, et ce n'était qu'après le dégagement complet de ces diverses complications qu'elle suivait sa marche régulière.

J'ai vu une fois la fièvre typhoïde se compliquer d'une inflammation du cerveau. Il est très nécessaire que le médecin fasse attention à cette grave complication, puisqu'elle peut être confondue avec le délire et les autres symptômes de la fièvre; cependant le traitement exigé dans les deux cas est radicalement différent. Je ferai la même observation à propos de la pneumonie typhoïde.

Il existe dans l'affection typhoïde une lésion rendue spéciale par son siège, par ses caractères et par sa constance. Cette altération se trouve placée dans l'intestin et les ganglions mésentériques. Dans ces derniers temps surtout elle a été étudiée avec tous les détails désirables par de grands observateurs; aussi n'aurai-je qu'à répéter succinctement les belles descriptions qui ont été faites.

Les altérations de l'intestin portent sur les follicules agminés de Peyer et les follicules isolés de Brumer. C'est vers la fin de l'intestin grêle, en se rapprochant du sœcum, que l'on trouve les plaques dites, gaufrées ou réticulées, elliptiques, plus ou moins volumineuses et saillantes. La muqueuse qui les recouvre est rouge et ramollie. Ces plaques offrent le plus souvent des ulcérations arrondies, produites comme par un emporte-pièce, laissant à nu tantôt le tissu cellulaire sous-muqueux transformé en une matière jaune, friable, tantôt la membrane musculeuse, et même la membrane péritonicale. Cette lésion ne dépasse pas la valvule iléo-cœcale; les follicules de Brumer se montrent enflammés et tuméfiés dans l'espace laissé par les plaques de Peyer. Cette éruption furonculeuse se montre aussi quelquefois sur la muqueuse du gros intestin, mais beaucoup plus rarement.

Les ganglions mésentériques correspondants aux follicules sont presque toujours malades; leur lésion se traduit par l'engorgement, le ramollissement, une couleur rouge plus ou moins foncée, et parfois par la suppuration. Ces lésions de la fièvre typhoïde existent presque toujours et peuvent à bon droit occuper un des premiers rangs dans les symptômes qui spécialisent cette fièvre. Cependant comme ce symptôme peut manquer quelquefois, il convient de ne lui donner jamais plus d'importance qu'il n'en mérite; en agissant ainsi, on évitera l'erreur grossière dans laquelle sont tombés tous les localisateurs modernes qui, tout en se targuant du titre de *médecins positivistes*, font souvent de graves infractions aux lois du simple bon-sens.

La convalescence de la fièvre typhoïde conserve encore quelque chose de spécial. Ainsi, ce n'est qu'à la longue que la stupeur s'efface; la rugosité et la sècheresse de la peau, si désagréable au toucher, ne s'effacent qu'au bout d'un temps très long; la surdité persiste aussi, et les forces mettent plusieurs mois à se rétablir.

4° Loin d'agir sur l'économie à l'instar des affections communes, (affections inflammatoires, bilieuses, catarrhales, etc.), qui lui communiquent une prédisposition toujours plus grande à les reproduire, la fièvre typhoïde au contraire affaiblit cette aptitude, et se rapproche ainsi des fièvres exanthématiques. Cette sorte d'immunité acquise par une première attaque ne doit pas être oubliée dans l'histoire de la fièvre typhoïde. En général cette affection ne se présente qu'une fois dans la vie, comme le démontrent les observations des pathologistes. Cependant cette règle est passible de quelques exceptions. Des médecins, et entre autres M. Gendron de Chateau-du-Loir, signalent quelques cas de récidive. Malgré ces faits, la loi générale reste, et la fièvre typhoïde trouve dans cette loi un caractère important à ajouter à ceux que nous avons déjà indiqués.

5° Le traitement de toute affection est le *criterium* de toutes les théories et l'aboutissant des études cliniques. C'est lui qui les contrôle, et leur prête ou leur retire son appui; *naturam morborum curationes ostendunt*. Parmi ces affections il y en a dont le cours est généralement déterminé. Dans ces cas l'art se borne à combattre les diverses manifestations morbides, à favoriser les voies de solution et à empêcher toute altération profonde des organes. En un mot, on fait de la méthode naturelle, méthode qui ne doit pas être confondue avec une inaction systématique.

La fièvre typhoïde doit parcourir ses périodes, et le médecin sait qu'il ne peut enrayer sa marche; aussi ne doit-il intervenir activement que dans les cas où les symptômes constitutifs prédominent par leur intensité. Loin de vanter les méthodes empiriques de MM. Bouillaud, Delarroque, etc., des humoristes, des partisans de l'excitation, etc., nous dirons au contraire que ces méthodes sont désastreuses, vu qu'il n'y a pas d'agent capable d'annihiler l'affection typhoïde. Nous le répétons donc, le médecin n'a qu'à modérer l'intensité des symptômes constitutifs ou à combattre les complications; et comme ces dernières sont très variables de forme, d'intensité et de nature, il n'est pas rationnel de vouloir les soumettre à un traitement identique. Cette opinion est celle de Baglivi, Sydenham, Bordeu, Hildenbrand, Laennec, Dance, Caizergues, etc...

La première période étant remarquable par des phénomènes d'irritation, la méthode antiphlogistique en constitue seule le traitement. Chez les personnes jeunes, vigoureuses, à tempérament sanguin, la saignée du bras est quelquefois indiquée; mais il faut toujours agir avec prudence, vu la longueur de la maladie et les tendances de l'affection à l'adynamie. Le plus souvent on peut se contenter des sangsues appliquées aux divers points enflammés, des embrocations huileuses, des fomentations émollientes sur le ventre, des potions gommeuses, des lavements émollients, etc., etc. En même temps, pour détourner les mouvements fluxionnaires qui se font vers tel ou tel organe, et principalement vers le poumon, le cerveau et l'intestin, on applique des cataplasmes émollients aux extrémités inférieures.

Dans la seconde période, l'élément ataxique doit attirer toute l'attention du praticien; il le combat au moyen des antispasmodiques; ainsi le camphre uni au nitre, pour diminuer l'irritation qu'il pourrait causer, est un très bon moyen; seulement, comme le camphre congestionne le cerveau, le praticien fera bien d'employer les révulsifs aux membres inférieurs et même de débuter par une application de sangsues derrière les oreilles.

Il faut encore dans cette seconde période surveiller les mouvements fluxionnaires qui se font vers telle ou telle cavité. C'est pour remplir ce but qu'on cherche à modérer l'engouement pulmonaire, les congestions cérébrales, la diarrhée, etc.; qu'on applique des vésicatoires dans telle ou telle région, toujours d'après la théorie des fluxions.

Lorsque la troisième période se déclare, il faut avoir recours à une autre classe de médicaments; le médecin doit surtout s'occuper alors de rétablir les forces et d'empêcher les humeurs de se dissoudre. C'est pourquoi les toniques directs doivent être employés de préférence. On peut attendre beaucoup de l'extrait mou de quinquina, de sa décoction, du vin sucré et des tisanes vineuses, etc. La septicité des humeurs doit être arrêtée au moyen de la décoction de ratanhia, des acides minéraux, etc.

Le traitement que je viens de décrire n'est applicable que dans les cas où la fièvre typhoïde se trouve dégagée de toute complication. Quand au contraire elle est associée à tel ou tel autre élément, le praticien doit recourir à la méthode analytique. Ainsi dans nos contrées, comme nous l'avons dit, l'élément bilieux et la fièvre rémittente accompagnent souvent la fièvre typhoïde. Or, il faut la débarrasser au plus tôt de toutes ces entraves; c'est pourquoi un émétique, donné au début, fait disparaître souvent un groupe de symptômes très alarmants. L'antipériodique produit aussi les mêmes résultats.

Pendant la convalescence, le praticien doit prévenir surtout les rechutes de la diarrhée; il continuera pendant quelque temps l'usage des toniques et des analeptiques, et surveillera d'une manière particulière *l'alimentation.*

CONCLUSIONS.

1° La fièvre typhoïde est une fièvre essentielle.

2° Elle est toujours la conséquence d'une infection produite par un miasme, attaquant le plus souvent les individus forts, robustes, les jeunes soldats par exemple, et ne se montrant que là où il y a plusieurs individus habituellement réunis.

3° Elle présente 3 périodes : 1° une période fluxionnaire ou d'irritation; 2° une période ataxique ou nerveuse; 3° une période adynamique ou de dissolution. Dans toutes ces périodes on aperçoit le plus souvent les mêmes symptômes.

4° Elle offre presque toujours une lésion qui la spécialise : c'est l'ulcération des glandes de Peyer et l'engorgement des ganglions mésentériques.

5° L'individu qui a eu la fièvre typhoïde se trouve à l'abri d'une nouvelle attaque.

6° La fièvre typhoïde exige un traitement en rapport avec les divers élémens qui se présentent. Dans la première période, les antifluxionnaires et les antiphlogistiques sont de mise; dans la deuxième les antispasmodiques, et dans la troisième les toniques, les excitans et les antiseptiques.

SECOND CHAPITRE.

FIÈVRES GRAVES CONFONDUES AVEC LA FIÈVRE TYPHOIDE.

La question des fièvres est sans contredit la partie la plus importante et la plus vaste de la pathologie; à chaque instant du jour le médecin se trouve aux prises avec ces divers états morbides, et de son plus ou moins de facilité à les reconnaître au lit du malade *dépend dans la pratique son triomphe ou sa chute.* Hippocrate et ses successeurs avaient parfaitement compris cette vérité; aussi les fièvres avaient-elles été étudiées par ces hommes célèbres avec cette méthode large et philosophique qui caractérise leurs travaux. On peut le dire sans crainte d'être démenti, les divers traités des fièvres, qu'ils nous ont laissés, resteront, malgré le choc aveugle des systèmes, comme un monument précieux où les vrais médecins iront puiser les grands principes de l'art de guérir.

Dans l'étude de chaque fièvre il y a deux choses à considérer, l'état général du malade et l'état local. Le premier, sans contredit le plus important, a été traité par les anciens médecins avec tant de talent et de profondeur, que les observateurs modernes n'ont presque rien eu à ajouter à leur belle description; le second a été un peu négligé, et on le concevra sans peine, si on fait attention que nos devanciers n'avaient pas les moyens d'étude que nous possédons aujourd'hui. Sous ce rapport, les modernes ont laissé bien loin derrière eux les médecins des siècles passés; aussi leur place dans l'histoire de la médecine aurait été très belle s'ils avaient su se défendre de l'esprit de système, et accepter les grandes vérités découvertes par leurs aînés. Malheureusement il n'en a pas été ainsi. La médecine moderne, toute fière de ses travaux, a rompu en visière avec les saines traditions du passé et créé une pyrétologie à sa façon et telle qu'elle la comprenait. Semblable à ces enfants drus et forts qui repoussent les conseils de leurs nourrices et croient pouvoir marcher sans lisière, elle a rejeté avec mépris les *vieilleries de l'ancienne école, pour entrer, disait-elle, dans un monde tout nouveau.* Ainsi au lieu de considérer les fièvres comme une modification des forces de la vie, ou comme l'a dit le savant professeur F. Berard, une modification de l'ensemble des forces vitales, réunies en système par les liens sympathiques qui les enchaînent, elle n'a vu en elles que des symptômes de telle ou telle lésion d'organe, et par suite elle n'a admis qu'une seule fièvre, la fièvre symptômatique (inflammatoire ou typhoïde). Qu'on lise tous les ouvrages modernes qui traitent des fièvres, et l'on verra qu'il n'y a point d'exagération dans tout ce que je dis. (Voir Bouillaud, Forget, Chomel, Louis, Rostan, etc., etc.)

Que faire cependant au milieu de ce bouleversement général ? Quel parti doit prendre le médecin ? Evidemment, puisque la médecine est une science d'observation, il faut revenir aux faits qui en sont la base, les étudier avec toute l'attention qu'ils méritent, et voir s'ils diffèrent en quelques points. Cette méthode expérimentale, tout en nous préservant de l'erreur, nous amènera à conclure que la fièvre typhoïde ne peut, en bonne logique, être confondue avec les fièvres graves des anciens.

FIÈVRE ADYNAMIQUE.

L'histoire de la fièvre adynamique est surtout curieuse au point de vue des oscillations qu'elle a subies. Tour-à-tour admise ou rayée du cadre nosologique, elle a eu, on peut le dire, ses époques de grandeur et de décadence. Les anciens, privés du secours de l'anatomie pathologique, avaient cru la reconnaître dans un grand nombre de maladies; par contre, les modernes ont formellement nié son existence, toujours persuadés qu'il ne pouvait y avoir de fièvres sans lésion d'organe. Il faut le dire cependant, ces deux opinions extrêmes conduisent l'une et l'autre à l'erreur. Il est aussi illogique de refuser à cette fièvre une existence propre, que de la voir presque dans toutes les maladies. Le praticien, après une pondération exacte des faits bien observés, doit suivre une route également éloignée de ces deux extrêmes. Il est hors de doute que la fièvre adynamique a une existence propre, et les systématiques seuls ont pu la méconnaître. Depuis que je suis dans ce pays, j'ai eu l'occasion d'en observer plusieurs cas, et ce sont ces faits qui me serviront de base pour la description que je vais en donner.

L'observation suivante, recueillie dans ma pratique, donnera une idée sommaire de la fièvre adynamique.

La femme M., âgée de 46 ans, était malade depuis 2 jours, lorsqu'elle me fit appeler pour lui donner des soins le 10 mai 1852. Douée d'un tempérament lymphatique et d'une très faible constitution, cette malade travaillait au-delà de ses forces. Aussi depuis quelque temps sentait-elle ses jambes fléchir et un grand affaiblissement de tout le corps.... Les symptômes que je constatais à l'inspection de cette femme furent les suivants : décubitus dorsal; membres dans l'extension et reposant sur le côté externe; le visage était pâle, les yeux sans expression et ternes, la voix presque éteinte; le ventre n'était pas douloureux à la pression; pas de diarrhée; la langue paraissait un peu sèche; le pouls mou et fréquent n'offrait aucune résistance à la pression; la peau était chaude et sèche; les autres fonctions ne me parurent pas lésées.

Tous les symptômes que je viens de décrire, la constitution de la malade, les causes qui avaient amené la maladie, etc., etc., me firent diagnostiquer une fièvre adynamique. J'ordonnai le traitement suivant : 1° une potion avec la résine de quinquina et l'éther sulfurique; 2° des analeptiques; 3° du bon vin......

Je revis la malade le lendemain, et déjà je remarquais une amélioration des symptômes; le traitement fut continué, et j'eus la satisfaction, 7 à 8 jours après, de voir cette femme entrer en convalescence.

Je le demande aux médecins *typhoïdiens*, où était la lésion dans ce cas-là ? N'avais-je pas à faire à une simple lésion des forces, et par suite cette fièvre n'était-elle pas dynamique ou essentielle ? Le traitement confirma le diagnostic...........

1° Les causes qui donnent naissance à la fièvre adynamique sont toutes celles qui concourent à affaiblir l'individu. Ce sont les fatigues, les excès de travail, de boisson, de coït, etc., etc., des privations de toute sorte et l'emploi d'alimens de mauvaise qualité; les peines morales et surtout les violents chagrins.

Les conditions qui en favorisent le développement sont : une mauvaise constitution, un tempérament lymphatique ou scrofuleux. Dans ce pays, où l'habitant des campagnes travaille beaucoup, et boit, quelquefois avec excès, un vin très alcoolique, il n'est pas rare d'y observer la fièvre adynamique; même à certaines époques de l'année, un grand nombre de fièvres, et surtout la fièvre bilieuse, se compliquent de l'élément adynamique.

2° Voici les symptômes qui spécialisent cette fièvre. Pâleur du visage; altération des traits; pulvérulence des narines; langue humide, quelquefois légèrement sèche; un peu de gêne dans la respiration; presque jamais de lésion du côté de l'estomac et du ventre, à moins que quelques fluxions ne se soient faites vers ces points-là; résolution des forces, accusée par le décubitus continuel sur le dos, par l'extension des membres qui reposent sur leur côté externe, accusée par le malade lui-même qui semble s'en effrayer; peau chaude et sèche; pouls fréquent, vif, facilement dépressible; voix faible, presque éteinte; indifférence pour tout ce qui entoure le malade; sommeil troublé, remplacé le plus souvent par un grand assoupissement. Si les progrès du mal vont toujours en augmentant, on voit la respiration s'embarrasser de plus en plus; la diarrhée survient, et le malade fait sous lui sans le sentir; il y a rétention d'urine, météorisme du ventre; des phlegmons, quelquefois la gangrène, apparaissent sur telle ou telle région; il se forme des eschares au sacrum, qui quelquefois s'étendent jusqu'au dos; la face s'allonge et devient *hippocratique*. C'est en ce moment surtout que les malades dégagent une odeur de cadavre insupportable. Bientôt arrive un côma profond, et le malade ne tarde pas à succomber.

J'ai vu tous ces symptômes réunis sur une pauvre femme de Lauraët, chez laquelle la maladie avait été complètement méconnue, et qu'on avait eu l'inprudence de saigner.

Cette fièvre caractérisée au début par l'anéantissement des forces, ne présente pas les diverses périodes de la fièvre typhoïde ni sa gravité. Un traitement actif et approprié à la nature de la maladie peut en avoir bientôt raison.

Il se fait quelquefois dans cette fièvre des fluxions vers tel ou tel organe, et plus particulièrement vers le cerveau et les poumons. Le praticien ne doit pas les méconnaître s'il veut guérir son malade. Je viens d'être témoin, en compagnie de M. Minville, chirurgien très capable, d'un fait qui se rattache à l'observation que je viens de faire. Il s'agit d'un jeune homme de 18 ans, d'une très faible constitution, qui, à la suite d'une fièvre adynamique nous présenta des mouvements fluxionnaires, qui se firent d'abord sur les poumons et simulèrent une fluxion de poitrine; combattus efficacement sur ce point-là, ils se portèrent avec tant de rapidité vers le cerveau, qu'il s'en suivit une apoplexie et une paralysie complète de tout le côté droit....

3° L'indication fournie par la fièvre adynamique repose entièrement sur les toniques. La résine de quinquina, qui est fortement tonique, et de plus légèrement excitante, me paraît être le meilleur remède dans ce cas; le vin, les analeptiques, etc., sont encore de très bons moyens. Il ne faut pas perdre de vue les mouvements fluxionnaires, qui ont lieu dans cette fièvre, et qui paraissent avoir, comme je l'ai déjà dit, une prédilection marquée pour le cerveau et les poumons. En général les encéphalites et les fluxions de poitrine, qui se présentent alors, sont des complications très graves, et justifient le nom de *cacoëthes* qui leur a été donné par Baillou. Je me rappellerai toujours l'observation d'un malheureux jeune homme, qui entra à l'hôpital St-Eloi de Montpellier, dans le service du professeur Caizergues, pour une fièvre adynamique. Le lendemain de son entrée il survint une fluxion de poitrine de nature adynamique ou *cacoëthe*, et il fut impossible au grand praticien de sauver le malade.

Avant de terminer l'histoire de la fièvre adynamique, je dirai quelques mots de la fièvre putride, assez commune dans ce pays, surtout pendant l'été et l'automne. J'en ai recueilli pour mon compte plusieurs cas, même l'année dernière, malgré la constitution médicale inflammatoire, qui s'est établie depuis le commencement de septembre.

Nous ne donnerons pas à la fièvre putride toute l'extension que lui accordaient les anciens. Il nous suffira de savoir qu'il y a fièvre putride toutes les fois que l'état bilieux s'associe à la fièvre adynamique. Les causes qui engendrent cette fièvre sont les mêmes que celles qui donnent naissance à l'adynamie : seulement il faut le concours d'une constitution médicale bilieuse, constitution médicale qui ne s'établit guère qu'après les fortes chaleurs de l'été.

Voici en peu de mots les symptômes qui caractérisent la fièvre putride. Au début de la maladie le médecin n'est frappé que par les symptômes qui annoncent l'état bilieux (suffusion jaunâtre de toute la peau, langue jaune, sclérotiques des yeux, les commissures des lèvres, les ailes du nez, idem; envie de vomir, etc., etc.); mais vers le 7e ou le 8e jour, commence à se manifester la stupeur du visage. Les forces s'affaiblissent considérablement; des hémorrhagies passives, des pétéchies surviennent; le pouls devient petit, inégal; la langue et les gencives se couvrent de fuliginosités, etc., etc. Il se présente enfin tous les signes qui caractérisent la fièvre adynamique.

Le traitement de cette fièvre doit être dirigé d'abord contre l'état bilieux, pour n'avoir à faire plus tard qu'à l'élément adynamique. Les évacuants par haut et par bas remplissent la première indication, et les toniques terminent ensuite la guérison. En général cette fièvre exige un traitement très long, et les malades ne se remettent souvent qu'après deux et trois mois.

Pour que les lecteurs puissent mieux saisir les différences qui séparent la fièvre typhoïde des fièvres graves des anciens, je donnerai dans ce tableau comparatif les principaux caractères qui les distinguent.

FIÈVRE TYPHOÏDE.	FIÈVRE ADYNAMIQUE.
1° La fièvre typhoïde est une fièvre essentielle.	1° La fièvre adynamique est aussi une fièvre essentielle.
CAUSES.	CAUSES.
2° Elle attaque presque toujours les individus forts, robustes, les jeunes soldats par exemple. Elle est toujours le résultat d'une infection produite par un miasme. En outre la fièvre typhoïde ne se montre que dans les lieux où un grand nombre d'individus se trouvent réunis.....	2° La fièvre adynamique attaque les individus faibles, à tempérament lymphatique, qui ont beaucoup souffert. Elle est le résultat des causes débilitantes, etc., etc. Elle se montre partout, à la ville comme à la campagne.

SYMPTÔMES.

3° Cette fièvre présente plusieurs périodes : 1° une période fluxionnaire ou d'irritation; 2° une période ataxique ou nerveuse; 3° une période adynamique ou de dissolution. Dans toutes ces périodes on aperçoit toujours, à quelque chose près, les mêmes symptômes.

LÉSION ORGANIQUE.

4° Presque toujours on trouve dans cette fièvre une lésion organique qui la spécialise : l'ulcération des glandes de Peyer, et l'engorgement des ganglions mésentériques.

IMMUNITÉ.

5° L'individu qui a eu la fièvre typhoïde se trouve à l'abri d'une nouvelle attaque.

TRAITEMENT.

6° La fièvre typhoïde exige un traitement en rapport avec les divers élémens qui se présentent. Dans la première période, les antiphlogistiques sont de mise. Dans la seconde les antispasmodiques, et dans la troisième les toniques, les excitans et les anticeptiques.

SYMPTÔMES.

3° Les Symptômes d'adynamie se montrent presque toujours au début de cette fièvre. On voit très rarement plus d'une période.

LÉSION ORGANIQUE.

4° Presque jamais il n'y a de lésion organique dans la fièvre adynamique; quand elle existe elle est toujours très secondaire.

IMMUNITÉ.

5° L'homme qui a eu la fièvre adynamique se trouve presque toujours sous l'imminence de cette fièvre s'il s'expose aux mêmes causes.

TRAITEMENT.

6° La fièvre adynamique réclame presque toujours les toniques et les toniques excitans dès le début; une seule indication se présente au médecin, *il doit se hâter de relever les forces*.

FIÈVRE ATAXIQUE.

L'ataxie ne constitue pas par elle-même une fièvre distincte. C'est un état morbide général, qui, comme le dit M. Quissac, peut se présenter comme accident dans une autre affection, soit à titre d'association, soit à titre de complication; à titre d'association, lorsque le corps y a été préparé de longue date; à titre de complication, lorsqu'il se montre subitement par l'effet de telle ou telle cause.

Les médecins modernes ont prétendu que ce qu'on appelait ataxie n'était autre chose qu'une inflammation du cerveau, ou une fièvre typhoïde. Cette manière de voir est une profonde erreur, et qui très souvent peut occasionner de graves accidents et même la mort du malade. Je possède 7 à 8 observations de fièvre ataxique recueillies dans ce pays, et je pourrais en citer 2 où la mort a eu lieu, parce que l'affection avait été méconnue au début; mais je préfère emprunter la suivante au professeur Fuster. On verra combien l'esprit de système exerce d'influence même chez les médecins d'un grand talent.

Le 8 juin 1837, je fus appelé auprès de Mme R.... C'était une dame de 45 ans, à l'âge critique, d'un tempérament cholérique et d'une constitution éminemment irritable. Indépendamment de ce caractère, Mme R. avait beaucoup souffert, et pendant longtemps, soit par des revers de fortune, soit dans son amour-propre ; je suis forcé d'ajouter, pour compléter cet historique, qu'une portion de son existence avait été consumée dans une agitation excessive, par les tourments d'une ambition peu raisonnable que des circonstances récentes et très impatiemment attendues paraissaient devoir satisfaire; tous ses sentiments avaient été refoulés dans son âme jusqu'au moment alors prochain, comme elle l'espérait, où il lui serait utile de les laisser éclater. C'est dans ces circonstances qu'elle était tombée malade.

Sa maladie commença par des douleurs névralgiques très aiguës, affectant toutes les parties du corps, particulièrement la tête et le dos. Du reste point de fièvre, si ce n'est peut-être un peu de fréquence dans le pouls; mais une grande agitation, et de plus une impatience excessive. Je lui prescrivis des bains tempérés et l'usage de l'extrait gommeux d'opium; ses douleurs se calmèrent, sans disparaître entièrement, après 4 ou 5 jours. Le jour suivant, sans nouvelle cause, un délire loquace survint accompagné de la même agitation avec altération des traits, pâleur de la face, pouls irrégulier, constipation. Je repris l'usage des bains; j'y joignis le petit lait en boisson et l'administration de quelques grains de musc. Le lendemain, la famille me proposa une consultation avec M. Martin Solon. La malade, alors au 13e jour de sa maladie, nous présenta l'état suivant : air égaré, loquacité, face pâle avec suffusion jaunâtre, strabisme, agitation incessante, ballonnement du ventre, température normale de la peau, y compris celle du front; pouls petit, peu fréquent, 96 pulsations; langue sèche, brune, lisse; point de soif, respiration paisible, urines belles.

Notre consultation fut longue, et nous ne pûmes nous accorder, ni sur la nature de la maladie, ni sur son traitement. M. Martin Solon voyait une ménengite, et proposait une saignée; je voyais une fièvre ataxique, et je proposais les tempérants et les antispasmodiques. Enfin, je me laissai persuader, à mon grand regret, de pratiquer une saignée exploratrice, à condition d'arrêter aussitôt l'écoulement du sang si le pouls ne se relevait point. En conséquence, M. Martin Solon ouvrit la veine du bras droit pendant que j'explorais la veine du poignet gauche. Le sang jaillit en arcade, il était excessivement noir; il en avait coulé 6 ou 8 onces, lorsque le pouls tomba tout-à-coup; il survint des soubresauts des tendons et un embarras de la langue. La saignée arrêtée aussitôt, la malade pâlit et rougit alternativement; vocifera, en bégayant des paroles sans suite; ses traits se contractèrent du côté gauche, et sa physionomie devint effrayante; en même temps ses bras se refroidirent, et il parut un engourdissement général. Un calme sinistre suivit bientôt ce tumulte, et la malade mourut une heure et demie après cette émission sanguine. Le sang de la saignée forma un caillot fort épais d'un rouge foncé, au milieu d'une assez grande quantité de sérosité limpide.

1° Les causes qui engendrent la fièvre ataxique sont toutes les causes débilitantes; les individus qui ont une faible constitution, un mauvais tempérament, des habitudes affaiblissant les forces, sont sujets à l'ataxie. Les excès en tout genre, et surtout les excès de boisson, les privations de toute sorte, les peines morales, les violents chagrins surtout développent aussi la fièvre ataxique. Fort souvent cet état morbide se manifeste sans causes connues, même à la suite d'un mauvais traitement. Il ne faut pas oublier non plus de faire entrer en ligne de compte la constitution médicale régnante. A certaines époques, sous l'influence de je ne sais trop quelle cause, l'état ataxique se montre avec une facilité extrême, et devient pour ainsi dire épidémique. J'ai vu cela en 1848 à Montpellier. Le médecin ne pouvait faire suivre un traitement un peu actif aux malades sans que l'état ataxique se mît de la partie. Dans les fluxions de poitrine par exemple, si le professeur insistait trop sur les saignées, on voyait aussitôt la maladie s'aggraver et se compliquer d'ataxie; tout cela paraîtrait étrange, si on ne savait que l'organisme, véritable éponge vivante, s'imprègne de toutes les influenees bonnes ou mauvaises qui lui sont communiquées par le milieu dans lequel il vit. Et cependant il y a des médecins assez peu observateurs qui nient l'action de toutes ces influences sur le corps vivant. Ils ne croient pas aux constitutions médicales. Eh quoi! l'air qui nous fait vivre, le pays qui nous a donné le jour, le climat que nous habitons, etc., etc., n'auraient aucune influence sur nous? Est-ce que les plantes qui naissent dans les régions tropiquales se développent avec la même facilité dans les régions du nord? Les animaux de la mer glaciale vivent-ils longtemps sous l'équateur? Et on voudrait que l'homme ne fut pas modifié par les divers élémens qui l'entourent? Il fallait vraiment arriver au 19e siècle, au siècle du positivisme en un mot, pour entendre dire à des médecins de pareilles absurdités.... Mais je reviens à mon sujet.

2° Les symptômes qui se présentent dans la fièvre ataxique sont caractéristiques, et n'ont pu être méconnus que par les systématiques. Communément l'affaiblissement précède cet état morbide; cependant il n'en est pas toujours ainsi, et l'on voit quelquefois une maladie, qui au début paraissait peu grave, se compliquer plus tard d'ataxie. Quelquefois les malades sont dans une agitation extrême, leurs yeux sont hagards, et ils poussent des cris effrayants. D'autres fois c'est une prostration extrême des forces avec délire, mais sans agitation. La langue est sèche, brune, comme grillée; il y a du délire, tantôt tranquille, cessant quand on adresse la parole au malade, (j'ai vu ce fait à Montréal), tantôt furieux et continu; ce signe a trompé les systématiques et leur a fait croire à une inflammation du cerveau. Les traits de la face sont altérés, on y remarque une sorte d'étonnement. Les yeux sont vifs et perçants. Il y a des soubresauts dans les tendons, se montrant tantôt à droite tantôt à gauche, presque toujours avec une grande irrégularité. L'urine diminue de quantité, quelquefois même il y a suppression entière. Le pouls est fréquent, mou, dépressible; la chaleur est inégalement répartie, alternativement augmentée et diminuée. Les réponses du malade sont brusques et dures; la voix aiguë ou rauque; soupirs fréquents; rire involontaire, etc., etc. Tous ces symptômes se terminent bientôt par la mort, si le médecin n'agit pas activement pour les combattre. Quand le traitement est fait à propos l'ataxie disparaît assez vite, et la maladie première reprend son cours.

3° Le traitement de la fièvre ataxique est en général assez simple. Il est surtout basé sur les tempérants, les antispasmodiques et les toniques; les bains, le petit lait agissent assez bien, quand l'élément ataxique n'a pas acquis un haut degré d'intensité; mais sitôt qu'il se dessine avec les divers symptômes que nous venons de décrire, le praticien doit se hâter de recourir aux antispasmodiques et aux toniques. Le musc et le camphre sont, parmi les antispasmodiques, ceux qu'on emploie le plus souvent. Le camphre s'administre de préférence uni au nitre, sous forme de bols; parmi les toniques, les praticiens choisissent presque toujours la résine de quinquina J'en ai obtenu de très bons effets dans la plupart des cas où je l'ai employé ; je l'associe à l'éther sulfurique, qui est un antispasmodique, et en même temps un léger excitant diffusible. Afin d'aider l'action de ces médicaments, le médecin n'oubliera pas d'employer les révulsifs, tels que les sinapismes et les vésicatoires. Ces derniers surtout appliqués aux membres inférieurs rendent de grands services; ils réveillent l'activité vitale et tendent à rétablir l'harmonie du système.

Les fluxions qui ont lieu dans cette fièvre sont en général très graves et elles se font principalement vers la tête et la poitrine. Il y a peu de médecins qui n'aient eu occasion de voir des fluxions de poitrine chez les ivrognes. Presque toutes sont de nature ataxique. J'en ai vu déjà deux dans ma pratique, une à Manciet et l'autre à Gondrin. La dernière se termina par la mort, le malade n'ayant voulu écouter aucun avis. J'ai encore présente à la mémoire l'observation d'un ivrogne très connu à Montpellier, qui entra à l'hôpital St-Eloi pour une fluxion de poitrine; le professeur Caizergues lui ordonna la résine de quinquina en potion, au grand étonnement de tous les élèves, qui s'attendaient à voir jouer la lancette; l'étonnement fut encore bien plus grand lorsqu'on vit le malade sur pied au bout de 7 à 8 jours. Que serait-il devenu entre les mains des médecins positivistes, organiciens, anatomo-pathologistes, etc ? L'observation du professeur Fuster donnera la réponse.

L'état ataxique s'associe très souvent à la fièvre adynamique, et constitue alors un état morbide très grave, la fièvre *ataxo-adynamique*. Cette dernière a été surtout confondue avec la fièvre typhoïde, et j'avoue que si le médecin n'est pas attentif aux causes qui l'ont produite, il peut facilement tomber dans l'erreur. Je possède 5 observations de fièvre ataxo-adynamique recueillies dans ma pratique. L'année dernière, au mois d'août, j'en observais un cas très curieux chez un jeune homme de la montagne, et je céderais au désir de la publier ici, si l'espace me le permettait.

On conçoit que dans une pareille fièvre les symptômes qui apparaissent sont ceux de l'état ataxique et de la fièvre adynamique. Ce mélange doit nécessairement aggraver la maladie et la rendre très redoutable. Aussi combien de malades qui succombent à la suite de cette fièvre, *emportés*, dit-on, *par une fièvre typhoïde !*

Le traitement qui convient à la fièvre ataxo-adynamique ne diffère guère de celui que nous venons de faire connaître plus haut. Seulement, dans ces cas, le médecin doit avoir recours le plus tôt possible aux toniques et aux antispasmodiques. Je recommande encore ici la résine de quina unie à l'éther sulfurique. Je me rappellerai longtemps l'observation d'un jeune homme de 20 ans, qu'un médecin, parfaitement connu de ses confrères pour son *amabilité*, disait être devenu fou, et qui était affecté d'une fièvre ataxo-adynamique. Je guéris ce malade au moyen des toniques. Je vais résumer dans le tableau suivant les caractères qui séparent l'état ataxique de la fièvre typhoïde.

FIÈVRE TYPHOÏDE.	FIÈVRE ATAXIQUE.
CAUSES.	CAUSES.
1° Elle attaque presque toujours les individus forts, robustes, les jeunes soldats par exemple. Elle est toujours le résultat d'une infection produite par un miasme. En outre la fièvre typhoïde ne se montre que dans les lieux où un grand nombre d'individus se trouvent réunis.....	1° L'état ataxique ne se montre que chez les personnes faibles, qui ont un mauvais tempérament, usées par les excès, ou ayant beaucoup souffert, sous une constitution médicale spéciale.
SYMPTÔMES.	SYMPTÔMES.
2° Cette fièvre présente plusieurs périodes : 1° une période d'irritation ou fluxionnaire; 2° une période ataxique ou nerveuse; 3° une période adynamique ou de dissolution.	2° Les symptômes de la fièvre ataxique se reconnaissent d'abord. Délire, altération des traits, soubresauts des tendons, langue rôtie, suppression d'urine, etc., etc.

LÉSION ANATOMIQUE.	LÉSION ANATOMIQUE.
3° Presque toujours on trouve dans cette fièvre une lésion organique qui la spécialise : l'ulcération des glandes de Peyer, et l'engorgement des ganglions mésentériques.	3° Il n'y a presque jamais altération d'organe. Le médecin après un si grand désordre est fort étonné de ne rien trouver à l'autopsie.
IMMUNITÉ.	IMMUNITÉ.
4° L'individu qui a eu la fièvre typhoïde se trouve à l'abri d'une nouvelle attaque.	4° Il n'y a pas d'immunité.
TRAITEMENT.	TRAITEMENT.
5° La fièvre typhoïde exige un traitement en rapport avec les divers élémens qui se présentent. Dans la première période, les antiphlogistiques sont de mise; dans la seconde les antispasmodiques, et dans la troisième les toniques, les excitans et les anticeptiques.	5° On doit avoir recours à trois ordres de médicaments, les antispasmodiques : les tempérants et les toniques. Parmi les toniques la résine de quina surtout est très efficace.

J'ai décrit avec quelques détails la fièvre adynamique et la fièvre ataxique, vu que ce sont les deux états morbides qui constituent les fièvres graves de ce pays, et celles qu'on a l'habitude de confondre tous les jours avec la fièvre typhoïde. Les anciens médecins les appelaient du nom de *fièvres nerveuses*, et cette désignation me paraît, à mon avis, avoir un grand sens; car ils voulaient désigner par là des fièvres sans *substratum* matériel, et dont la seule lésion consistait dans une viciation des forces de la vie. Dans ces derniers temps on n'a pas compris cette manière de voir, et on ne pouvait guère la comprendre avec les idées pitoyables que l'on a sur la nature de l'homme vivant. Dès lors on a jugé tout naturel de rayer les *fièvres nerveuses* du cadre nosologique. Le professeur Fuster, dans un beau moment d'indignation, a vigoureusement flétri une pareille conduite, et le lecteur me pardonnera de transcrire ici ce passage.

Interrogez la plupart des médecins de nos jours, ceux en particulier qui tiennent le sceptre de la médecine en France; demandez-leur de s'expliquer catégoriquement sur la signification des mots *symptômes nerveux* qu'ils emploient à tout propos, soit dans leurs livres, soit dans leurs leçons; et la main sur la conscience ils devront avouer qu'ils ne leur donnent précisément aucun sens, ou s'ils tiennent à leur en donner un, ils ne vous répondront autre chose, sinon que les symptômes nerveux expriment une altération encore inaperçue de l'arbre cérébro-spinal. Insistez un peu pour savoir enfin quelle est cette altération qu'on n'aperçoit point à l'aide des meilleurs instruments, quoiqu'elle fasse périr trop souvent, tantôt après quelques jours de maladie, d'autres fois aussi rapidement qu'un coup de foudre; insistez, dis-je, et vous ne tarderez pas à vous convaincre qu'elle n'est à leurs yeux ni plus ni moins qu'un certain degré d'inflammation; c'est ainsi que, bien que vous n'entendiez de tout côté qu'une sorte de concert de réprobation contre le système de Broussais, les médecins dont nous parlons n'en savent pas plus long que lui au sujet de l'affection nerveuse.

Cependant les symptômes nerveux sont très communs, et puis c'est à ces symptômes que se rapporte uniquement toute la gravité des maladies. De quoi dépend cette indécision, et pourquoi ces méprises chez des observateurs qui se targuent pourtant de la sûreté de leur diagnostic et dont toutes les trompettes de la renommée célèbrent indiscrétement les triomphes ? Il faut oser le dire ; cette ignorance et ces erreurs ont leurs racines dans l'idée déplorable qu'ils se sont faites de l'homme vivant.

Pour eux l'organisme n'est plus même aujourd'hui ce qu'il était du temps de Bichat, un assemblage d'organes doués de sensibilité et de contractilité seulement; il est encore plus réduit que ne le disait la physiologie de Broussais, leur maître, qui ne voulait y voir qu'irritabilité et irritation; ils le trouvent tout entier dans la matière organique, y compris le sang Quant aux lois qui régissent cette matière, aux forces qui la vivifient, ils n'en savent plus rien. Voyez aussi ce que la médécine, la reine des sciences, puisqu'elle satisfait, au moins pour la moitié, au *connais-toi toi-même*, principe et fondement de toute notion; voyez, dis-je, ce que la médecine est devenue entre leurs mains? une arène d'expérimentateurs tourmentant les solides et les liquides pour en tirer quelque théorème chimique ou physique, qu'on se hâte d'appliquer au lit du malade, à ses risques et périls. Il n'y a pas effectivement d'autres bases à la médecine pratique actuelle. Qu'on s'étonne ensuite des contradictions extravagantes qui circulent dans les salles de clinique; qu'on se plaigne du découragement des médecins effrayés, l'expression n'est pas trop forte, de ce dévergondage médical; qu'on se récrie surtout contre la déconsidération de la médecine et des médecins !

Nous comprenons tout autrement les principes de l'art. Pour nous les forces vitales jouent un très grand rôle, et *l'état nerveux consiste justement dans la perversion de ces forces;* à cette altération dynamique s'ajoute maintes fois, il est vrai, l'altération matérielle des solides et des fluides, mais la perversion des forces prime généralement toute lésion organique.

FIÈVRE MUQUEUSE.

La fièvre muqueuse est assez rare dans nos campagnes, et depuis que je suis dans ce pays, je n'ai eu l'occasion d'en observer que quelques cas. L'absence de cette fièvre tient évidemment au climat, au genre d'alimentation et à la propreté qui règne habituellement chez la plupart des habitants. Cependant, comme cette maladie peut se développer quelquefois à la suite de certaines constitutions médicales spéciales, et que dans tous ces cas on peut facilement la confondre avec la fièvre typhoïde, j'en dirai quelques mots dans cet opuscule.

1° La fièvre muqueuse s'observe principalement chez les individus à tempérament lymphatique, qui ont une constitution molle; dans les pays froids et humides, dans les gorges des montagnes; par contre on la voit apparaître aussi dans les grandes villes, dans les quartiers mal aérés, pauvres, sales, et où les habitants se nourrissent de végétaux, de légumes, de fruits, etc., et ne boivent pas du vin. Cette fièvre peut encore se développer à la suite d'une constitution médicale spéciale, comme on l'a vu il y a plus d'un an à Pontevez, département du Var, au dire du docteur Ligier.

2° Voici les symptômes qui caractérisent cette fièvre : pâleur et bouffissure du visage; céphalalgie variant pour le siège; haleine fétide; langue large, souple, couverte d'une couche blanchâtre, qui parfois tapisse tout l'intérieur de la bouche ; quelquefois il y a des ulcères, bien plus souvent des aphthes dans tout le tube digestif, mais plus particulièrement à la partie supérieure; des nausées, des vomissements de matière glaireuse ; borborygmes, coliques légères; tantôt diarrhée, tantôt constipation; peau chaude, sèche; quelquefois des sueurs dégageant une odeur très aigre; pouls fréquent avec un certain développement, mais mou.

Très souvent la fièvre muqueuse existe sans lésion d'organe et justifie le nom de fièvre essentielle qu'on lui a donné; d'autres fois, outre les aphthes et les ulcères, on voit des fluxions se faire tantôt vers les organes crâniens, tantôt vers la poitrine ou l'abdomen. Mais toutes ces lésions sont consécutives à l'existence de la fièvre.

3° Le traitement réclamé par la fièvre muqueuse consiste surtout dans les évacuans, les légers excitans et même les toniques; en général les vomitifs donnés au début sont un très bon moyen. On peut donner l'émétique chez les personnes robustes; mais chez les personnes qui ont un faible tempérament mieux vaut l'ipécacuanha. On se trouve bien aussi dans ces cas de l'infusion d'ipécacuanha et d'écorces d'orange amères. Outre que l'on ne produit pas alors une forte secousse, on a l'avantage de remplir plusieurs indications. Dans la fièvre muqueuse il y a toujours une faiblesse relative du tube digestif; aussi les excitans légers et même les toniques sont-ils de bons moyens. On peut donner l'infusion de rhubarbe par exemple, etc.

La fièvre muqueuse peut s'associer à d'autres élémens, et produire ainsi un état morbide très grave. C'est dans ces cas surtout qu'il est facile de la confondre avec la fièvre typhoïde. Ainsi il n'est pas rare de la voir s'associer à l'élément ataxique ou à l'adynamie. Dans les épidémies surtout cette association a souvent lieu, et nous en avons un bel exemple dans la fièvre muqueuse de Gœttingue décrite par Rœderer et Wagler. (Voir pour plus de détails Sydenham, Stoll, Rœderer et Wagler, Sarcone, Rivière, Grimaud, F. Berard, Quissac, etc).

FIÈVRE TYPHOIDE.

1° La fièvre typhoïde est essentielle.

CAUSES.

2° Elle est toujours la conséquence d'une infection produite par un miasme, attaquant le plus souvent les individus forts, robustes, les jeunes soldats par exemple, et ne se montrant que là où il y a plusieurs individus habituellement réunis.

SYMPTÔMES.

3° Elle présente trois périodes : 1° une période fluxionnaire ou d'irritation; 2° une période ataxique ou nerveuse; 3° une période adynamique ou de dissolution; dans toutes ces périodes on aperçoit le plus souvent les mêmes symptômes.

LÉSION ANATOMIQUE.

4° Elle offre presque toujours une lésion qui la spécialise : l'ulcération des glandes de Payer, et l'engorgement des ganglions mésentériques.

IMMUNITÉ.

5° L'individu qui a eu la fièvre typhoïde se trouve à l'abri d'une nouvelle attaque.

TRAITEMENT.

6° La fièvre typhoïde exige un traitement en rapport avec les divers élémens qui se présentent. Dans la première période les antifluxionnaires et les antiphlogistiques sont de mise, dans la deuxième les antispasmodiques, et dans la troisième les toniques, les excitans et les antiseptiques.

FIÈVRE MUQUEUSE.

1° La fièvre muqueuse est essentielle.

CAUSES.

2° Les mauvaises constitutions, les tempéraments lymphatiques, sont surtout prédisposés à la fièvre muqueuse. Le froid humide, les aliments farineux, le manque de vin, etc., la développent.

SYMPTÔMES.

3° Embarras du tube digestif, bouffissure de la face, haleine fétide, aphthes, vomissements, borborygmes, coliques, etc., voilà les principaux symptômes de la fièvre muqueuse.

LÉSION ANATOMIQUE.

4° Les lésions organiques de la fièvre muqueuse sont toujours très secondaires et ne peuvent dans aucun cas la spécialiser.

IMMUNITÉ.

5° Il n'y a jamais d'immunité.

TRAITEMENT.

6° Le traitement de la fièvre muqueuse exige les évacuans, les excitans légers et quelquefois les toniques, etc.

Pour remplir la tâche que je me suis imposée dans cet opuscule, j'aurais encore à décrire plusieurs fièvres très communes dans ce pays, et fort faciles à confondre, dans certains cas, avec la fièvre typhoïde : telles sont par exemple, les fièvres bilieuses, catarrhales, rémittentes, etc., etc., mais le lecteur a dû comprendre suffisamment par ce que j'ai dit déjà, combien s'illusionnent les médecins qui ne veulent reconnaître qu'une seule fièvre, la fièvre typhoïde.

Certes ! si leur manière de voir n'amenait qu'un vice de classification nosologique, et ne faussait que la science, nous nous serions bien gardés d'élever la voix contre leur prétention; mais malheureusement il n'en est pas ainsi : l'esprit de système a toujours un profond retentissement dans la pratique, et comme je le disais dans un autre écrit, le médecin qui a adopté en principe les idées de Broussais, de Brwn, de l'école anatomique, etc., ne peut pas les abandonner facilement au lit du malade. Les plus fortes têtes, les intelligences les mieux trempées, n'ont pu, dans tous les cas, se défendre des vices des systèmes, et on a vu les Boerhaave, les Stahl, les Cullen, etc., que la nature avait doués d'un tact médical exquis, commettre des fautes impardonnables dans leurs cliniques, par suite du mauvais esprit de leurs théories.

Or, disais-je encore, s'il est si difficile aux hommes d'élite de se prémunir contre l'erreur des systèmes, combien sera grande cette difficulté pour les médecins d'une intelligence médiocre, qui, d'habitude, ne rapportent des écoles que la partie la plus facile de ces systèmes ! Aussi a-t-on toujours vu les élèves les plus dévoués à leurs maîtres devenir les ennemis les plus terribles de leurs systèmes, en voulant trop les défendre. Qui a fait le plus de mal aux théories de Brwn, de Broussais, etc ? Ne sont-ce pas les médecins qui les ont acceptées sans mesure, et qui les ont appliquées indistinctement aux nombreuses exigences de la pratique.

Ainsi a péri le système de la *gastro-entérite*, ainsi périra celui de la fièvre typhoïde, c'est le sort inévitable de l'erreur, et la vérité, immuable comme le temps, restera seule debout au milieu de toutes ces ruines; elle restera, comme un phare lumineux, pour conduire sûrement au port le médecin qui sera docile à sa voix.

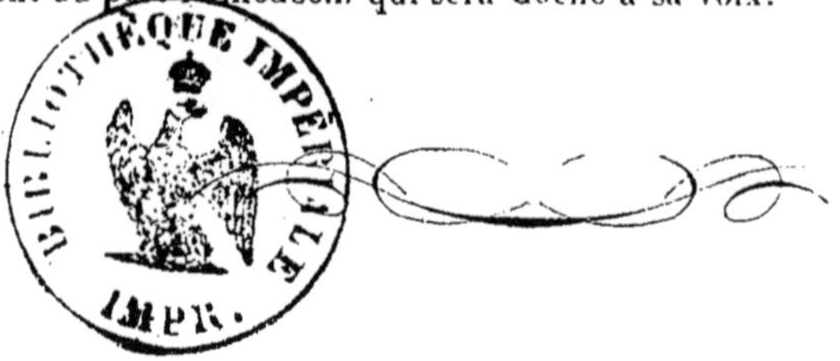

www.ingramcontent.com/pod-product-compliance
Ingram Content Group UK Ltd.
Pitfield, Milton Keynes, MK11 3LW, UK
UKHW012306240726
13966UKWH00004B/1669

9 782012 785243